LES

INTOXICATIONS VOLONTAIRES.

CONFÉRENCES

DE L'EXPOSITION UNIVERSELLE INTERNATIONALE DE 1889.

LES

INTOXICATIONS VOLONTAIRES,

PAR

M. J. ROCHARD,

MEMBRE DE L'ACADÉMIE DE MÉDECINE,

DIRECTEUR DES SERVICES DE SANTÉ DE LA MARINE.

8 JUIN 1889.

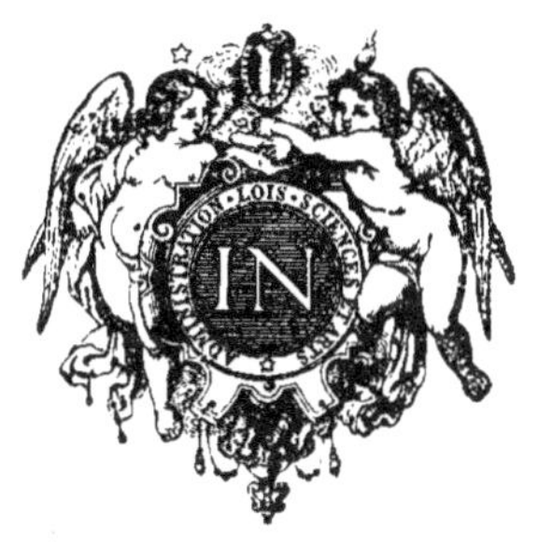

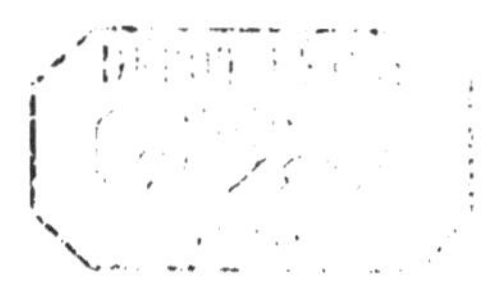

PARIS.

IMPRIMERIE NATIONALE.

M DCCC XC.

LES

INTOXICATIONS VOLONTAIRES.

Mesdames, Messieurs,

Le sujet que je viens traiter devant vous est trop vaste pour être embrassé, dans toutes ses parties, au cours d'une conférence qui ne doit durer qu'une heure; aussi n'ai-je pas l'intention de l'épuiser. Je me bornerai à en extraire ce qui me paraîtra utile et intéressant à développer devant le public choisi qui me fait l'honneur de m'écouter.

I

J'ai donné le nom d'*intoxications volontaires* aux empoisonnements chroniques que produisent certaines substances dont l'homme fait un usage habituel pour se procurer des jouissances factices et dont il finit par ne plus pouvoir se passer.

Celles dont je vais m'occuper aujourd'hui sont le tabac, l'opium et l'alcool.

L'opium tient sous sa dépendance 200 millions d'Asiatiques, l'alcool étend sa triste domination sur le reste du monde, et le tabac s'associe indifféremment à l'un ou à l'autre.

La première idée qui se présente à l'esprit, lorsqu'on réfléchit à l'étendue de ce domaine, c'est de se demander quel est le mobile qui pousse les populations à faire usage de ces substances étranges, qui n'ont rien d'agréable en soi et auxquelles on ne trouve de charmes que lorsqu'on y est habitué. Le secret de cette impulsion, c'est l'influence qu'elles exercent sur les facultés morales et intellectuelles de ceux qui en usent.

L'homme est fier de son intelligence, de sa volonté, et c'est à juste titre, puisqu'il leur doit sa force et sa domination sur le monde entier; pourtant cette raison dont il s'enorgueillit est un joug qu'il aspire constamment à secouer. Il la traite comme un tyran dont l'autorité l'importune et auquel il échappe aussitôt qu'il le peut. De là son goût passionné pour tout ce qui donne un démenti à sa faculté de comprendre; de là son amour pour le merveilleux qui déroute sa raison, pour le fantastique qui lui échappe, pour le mystérieux de tout genre, qu'il s'appelle magnétisme, hypnotisme ou suggestion.

Sortir de la vie réelle et du terre à terre des occupations de chaque jour, vivre dans le rêve, dans un monde idéal que l'imagination peuple à son gré, qu'elle embellit de tous ses prestiges, a pour certains esprits des séductions irrésistibles; c'est un penchant dangereux pour les têtes faibles, qui s'habituent à vivre dans ce monde fantastique, qui s'y complaisent et répugnent de plus en plus à en descendre, pour se retrouver aux prises avec les réalités de l'existence courante.

Les gens qui recherchent les rêves de l'opium, les hallucinations du haschisch, les enivrements de l'éther, ou même l'ivresse grossière que procure l'alcool, obéissent inconsciemment peut-être à un penchant analogue, et c'est ce qui explique la puissance redoutable de ces philtres et de leurs enchantements.

II

Ce n'est qu'à regret que j'ai mis le tabac au nombre de ces substances toxiques, car, s'il altère la santé, il n'a jamais égaré la raison, anéanti la volonté, ni perverti la sensibilité de personne. Les gens qui font camgagne contre lui me semblent à cet égard avoir fait fausse route et pourraient bien compromettre, par leurs exagérations, le succès d'une cause juste.

Je n'ai pas à faire ici l'histoire du tabac, mais sans remonter à

Jean Nicot et au xvie siècle, les hommes de mon âge ont vu son usage se transformer complètement.

Il y cinquante ans, c'était encore sous forme de poudre à priser qu'on en faisait surtout usage. C'était une habitude de bonne compagnie que la bourgeoisie avait empruntée à la noblesse. Nos mères prisaient d'une manière ostensible ; la tabatière était entrée dans les mœurs et figurait au nombre des cadeaux que les rois octroyaient aux personnes qu'ils désiraient honorer ; elle occupe encore une place distinguée parmi les collections de bibelots précieux. Peu à peu, cette coutume a perdu du terrain ; les femmes du monde ont cessé de priser, ou du moins ont dissimulé leur tabatière. Celle-ci s'est réfugiée dans les ateliers et dans les antichambres.

La chique a fait de même. C'est tout au plus si on la retrouve encore dans le bonnet de travail de quelques vieux matelots, et bientôt elle sera chassée même du gaillard d'avant.

L'habitude de fumer a seule persisté, elle s'est même développée et continue à gagner du terrain. La statistique le démontre. La production augmente chaque année, ainsi que le rendement de l'impôt. Il n'est pas nécessaire de remonter bien loin en arrière pour s'en assurer. Il suffit de comparer deux années peu distantes. En 1876, l'impôt sur le tabac a produit 322,354,298 francs, et en 1883, il en a rapporté 332,227,241. Cela fait près de 10 millions de différence en sept ans.

Cette augmentation tient à ce que le nombre des fumeurs a augmenté, à ce que l'on fume partout aujourd'hui, et à ce que la cigarette a remplacé la pipe. Cette substitution est de date récente et peut être considérée comme une atténuation.

Dans ma jeunesse, on ne fumait guère que la pipe ; le cigare était regardé comme un objet de luxe et on le réservait pour les lieux publics, où il était toléré. Toutefois l'habitude de fumer était encore considérée comme une coutume de mauvaise compagnie ; on ne fumait jamais devant les femmes et elles avaient horreur de l'odeur du tabac. Aujourd'hui elles la supportent, il en est même un certain nombre qui fument la cigarette, et les enfants eux-mêmes les imitent. C'est là ce qui a fait augmenter la consommation du tabac. La cigarette en gaspille beaucoup : on n'en fume jamais plus des deux tiers et le reste est perdu.

La cigarette a moins d'inconvénients que la pipe à tous les points de vue; elle est plus propre, plus élégante, elle n'empeste pas les vêtements et n'a pas la fumée âcre, irritante et chargée de nicotine qui se dégage de la pipe, lorsqu'elle est arrivée à l'état de vétusté qui la rend chère aux fumeurs. Elle détermine pourtant certains troubles spéciaux sur lesquels je reviendrai plus tard.

Le tabac doit ses propriétés à un alcaloïde de consistance huileuse, incolore et toxique au plus haut degré. C'est la nicotine. Notre tabac de France en renferme 4.9 à 7.9 p. 100. Elle est peu soluble dans l'eau; pourtant on comprend que le fumeur qui mâche le bout de son cigare, ou qui suce le bout de sa cigarette, doive en avaler quelque peu; mais elle est surtout absorbée avec la fumée. Ce n'est pas ici le lieu de rechercher si c'est la nicotine ou ses sels, si ce sont les produits de sa décomposition par la chaleur, tels que la picoline, la pyridine, la collidine, etc.; des expériences directes ont permis de retirer de la fumée des produits éminemment toxiques et dont les effets étaient semblables à ceux du tabac.

L'habitude de fumer cause donc une intoxication spéciale; mais elle n'a pas les mêmes dangers que celle qu'amènent l'opium ou l'alcool; elle n'a pas sur l'intelligence les effets désastreux qu'on lui a attribués. On l'a accusée d'abrutir les gens, de les pousser à l'ivrognerie et d'abâtardir les populations. On lui a fait son procès maintes fois à la Société de médecine publique; on le lui fait tous les jours à la Société contre l'abus du tabac. On y est enclin à considérer les fumeurs comme des désœuvrés et des piliers de café. On fume, dit-on, parce qu'on est inoccupé, on boit, parce que la fumée altère, et on tombe sous le coup d'une double intoxication. Cela n'est vrai que dans une mesure très restreinte, et ceux qui parlent ainsi n'ont observé les fumeurs qu'à l'estaminet; mais ce n'est pas là qu'il faut les voir. On compte un grand nombre de fumeurs parmi les gens de cabinet, chez les hommes austères qui consacrent leurs veilles aux travaux de la pensée. Pour beaucoup d'entre eux, le tabac est le compagnon obligé du labeur intellectuel. Lorsque l'idée ne vient pas, lorsqu'un peu de fatigue en arrête la production, l'écrivain, le chercheur, allument leur pipe, et bientôt la pensée se dégage nette et limpide du nuage bleuâtre qui s'élève vers le plafond.

Tous ceux qui ont connu les longues nuits passées devant la table de travail, pour l'élaboration de quelque ouvrage bien aride, ou pour un travail de concours, savent quels secours ils ont trouvé dans le tabac. Quant au besoin de boire, la fumée ne l'excite pas chez ceux qui y sont habitués. J'en appelle également aux gens d'un caractère irascible; ceux-là savent combien la fumée du tabac est puissante pour calmer la colère et de quel secours est cette détestable habitude, dans les jours d'épreuves, aux heures d'inquiétude et de chagrin.

Quant à abâtardir les populations, il suffit de regarder autour de soi. Parmi les nations qui nous entourent, il en est qui consomment beaucoup plus de tabac que nous. De l'autre côté du Rhin, les hommes fument du matin jusqu'au soir, et pourtant nous sommes forcés de reconnaître que cela n'a pas nui à l'expansion de ces peuples et n'a pas mis d'entraves à leurs progrès scientifiques.

Le tabac a bien assez de torts pour qu'il ne soit pas nécessaire de lui en prêter d'autres. S'il rend quelques légers services, il les fait souvent payer cher à ceux qui en abusent et je vais passer en revue quelques-uns de ses méfaits.

Chez les gens un peu nerveux et qui ont l'habitude de fumer peu de temps avant le repas, l'appétit diminue et est souvent remplacé par une anxiété épigastrique très pénible et par un état nauséeux qui ressemble un peu au mal de mer des gens habitués à la navigation. Chez d'autres personnes, il cause du pyrosis. Il est des gens qui ne peuvent, à certaines heures, allumer un cigare sans éprouver, au bout de quelques minutes, cette sensation de fer chaud que tout le monde connaît.

L'action de fumer cause chez beaucoup de gens un tremblement spécial qui n'est ni celui des vieillards ni celui des alcooliques, et qui rend très difficile l'exercice des professions qui exigent une grande sûreté de main, la chirurgie, par exemple.

On accuse le tabac de faire perdre la mémoire. J'ai souvent pensé que les vieux fumeurs, qui lui adressaient ce reproche, mettaient sur le compte de leur habitude une amnésie qui n'était que la conséquence des années; cependant il y a des faits qui semblent démontrer, d'une manière certaine, sa fâcheuse influence sur la plus brillante, sur la plus utile de nos facultés.

La fumée du tabac produit, dans des cas très rares, une forme d'amblyopie particulière qui a été bien étudiée par MM. Galezowski et Fieuzal; enfin on a relevé, en Allemagne, quelques faits de paralysie nicotique; mais, de toutes les parties du système nerveux, celle que le tabac impressionne le plus fortement, c'est celle qui préside aux fonctions du cœur. L'intermittence du pouls, les palpitations et enfin l'angine de poitrine sont fréquemment le résultat de son abus. Il n'est guère de fumeurs qui n'aient senti quelquefois cette angoisse d'une seconde, cette douleur soussternale rapide comme l'éclair, mais si caractéristique et qui éveille immédiatement chez le médecin la pensée de cette terrible maladie.

Les fumeurs de cigarette sont surtout exposés à ces accidents, parce qu'ils inspirent la fumée et la font arriver au contact des filets les plus déliés des plexus pulmonaires. Les fumeurs de pipe ont moins à redouter les troubles cardiaques, mais en échange ils sont exposés à l'épithélioma de la lèvre inférieure et à celui de la langue. C'est la crainte de ces formidables maladies qui cause le plus de conversions.

Fumer est donc une habitude détestable pour tout le monde et surtout pour les femmes et pour les enfants ; mais c'est précisément parce que le tabac est un grand coupable qu'il ne faut pas le faire plus noir qu'il n'est. Si l'on exagère ses dangers, les jeunes gens, en voyant une foule de fumeurs intelligents et valides, seront disposés à croire qu'on les trompe, quand on agite devant eux cet épouvantail, et à ne plus croire aux inconvénients les plus réels de la mauvaise habitude dont on veut les préserver.

III

L'opium est bien autrement dangereux que le tabac. Son usage est aussi répandu parmi les populations asiatiques que celui de l'alcool chez les nations européennes, et il y produit des ravages analogues ; mais je n'ai pas à m'occuper ici des *teriakis* de Constantinople ni des fumeurs d'opium de l'Inde : c'est de l'Europe seulement que je vais m'occuper, et l'usage de l'opium s'y est introduit sous une autre forme depuis une trentaine d'années. C'est une substance éminemment complexe et, parmi les nombreux principes qu'elle contient, il en est un, *la morphine*, auquel elle doit ses principales propriétés.

Découverte par Sertuerner, au commencement du siècle, la morphine serait restée dans les officines des pharmaciens, si Pravaz n'avait pas imaginé l'ingénieux instrument à l'aide duquel on introduit les médicaments sous la peau pour les livrer à l'absorption active et prompte du tissu cellulaire qui la double. Les perfectionnements apportés à l'appareil primitif en ont rendu l'usage tellement facile que les injections de morphine sont devenues d'un usage constant en thérapeutique et que les malades peuvent se les pratiquer eux-mêmes.

Ces injections calment la douleur avec une promptitude extraoi dinaire. Le soulagement est immédiat, et les gens qui souffrent sont ravis; mais le mal revient bientôt à la charge; ils réclament alors une nouvelle piqûre, et le médecin n'a pas le courage de la refuser. S'il s'agit d'une maladie rebelle, et c'est le cas le plus fréquent, il devient indispensable de rapprocher les injections et d'augmenter les doses, car il n'est pas de remède auquel on s'habitue plus facilement, et on arrive à faire absorber aux malades des quantités de morphine qu'on regrette de leur administrer.

Toutefois le danger ne commence que lorsque le médecin, cédant aux obsessions du malade, a la faiblesse de lui confier l'instrument, ou de charger quelque personne de son entourage de lui faire ses piqûres. La morphinomanie s'établit alors d'une manière à peu près infaillible. Chaque jour on se voit obligé d'abréger les intervalles et d'augmenter les doses. Il y a des gens qui, après avoir commencé par quelques milligrammes, en arrivent à en consommer deux ou trois grammes par jour.

La douleur ne les arrête pas; la sensibilité s'émousse très vite, du reste, chez les personnes qui usent de la morphine. « Elles éprouvent, dit M. Ball, une âpre volupté à se faire des piqûres ». On en voit se servir d'aiguilles dont la pointe est complètement émoussée. Une femme, dont M. Motet a rapporté l'observation, vint à briser son aiguille pendant qu'elle se trouvait à la campagne; elle prit ses ciseaux à broder, se fit une ouverture à la peau, y introduisit le tronçon de son aiguille et continua à s'injecter ainsi jusqu'au moment où elle en reçut une autre de Paris.

Ce sont surtout les femmes qui se livrent à la morphinomanie. En général, elles ne dissimulent pas leur habitude. Il en est qui s'en parent comme d'un vice élégant. Elles sont ingénieuses à varier les procédés pour se soustraire aux regards et se faire leurs injections en tout lieu. Les hommes, au contraire, s'attachent à dissimuler leur vice. Les médecins, qui forment le fond de la clientèle masculine de la morphine, mettent surtout un soin

extrême à se cacher. C'est pour cela qu'on n'en connaît pas exactement le nombre; on estime pourtant que le corps médical, avec
ses auxiliaires, représente environ la moitié du nombre total.

Le sexe et la profession ne sont pas tout. Le tempérament y est
aussi pour quelque chose. Les natures inquiètes, toujours à la
recherche d'une impression nouvelle ou d'une jouissance inconnue,
les déséquilibrés, les héréditaires, sont nés pour la morphinomanie,
et si l'occasion s'en présente, ils ne résistent guère. Du reste, toute
personne qui prend régulièrement de la morphine n'attend pas
six mois pour en avoir contracté l'habitude d'une façon irrémé-
diable.

Il n'est pas de passion dont il soit plus difficile de secouer le
joug. Il y a des gens qui parviennent cependant à remonter le
courant; mais, pour se corriger, il leur faut encore plus de courage qu'aux alcooliques, parce que l'abstinence est plus doulou-
reuse.

Lorsque le moment est venu de faire son injection, si le mor-
phinomane en est empêché, ce n'est pas seulement la privation
d'une sensation agréable qu'il éprouve, c'est un malaise, une souf-
france véritable. Il devient inquiet, agité, nerveux, irritable; tout
travail intellectuel lui devient impossible. Il éprouve en même
temps des troubles de la circulation qui se traduisent au sphygmo-
graphe; parfois ces symptômes s'aggravent : il a des hallucinations,
des visions effrayantes, parfois même un délire furieux. Dans
d'autres cas, c'est une prostration profonde avec tendance à la syn-
cope. Une injection de morphine fait cesser tout cela comme par
enchantement. La gaieté, l'entrain reviennent avec le bien-être,
les forces et le calme de l'esprit.

Aucun trouble de la santé ne trahit au début cette redoutable
habitude; parfois même les injections font disparaître la maladie
nerveuse pour laquelle on les a conseillées; mais bientôt l'appétit
se perd, les digestions se troublent, le moral s'altère, le caractère
devient inégal, capricieux. Les morphinomanes arrivent prompte-

ment à l'indifférence complète pour tout ce qui est étranger à leur vice. Ils deviennent égoïstes, dissimulés, menteurs; il en est qui vont jusqu'à voler, comme cette femme qui, après avoir épuisé toutes ses ressources, ne pouvant plus obtenir de morphine du pharmacien auquel elle devait une somme considérable, s'en alla, pour s'en procurer, voler des marchandises aux magasins de la Ville-de-Saint-Denis et les revendre ensuite.

Les morphinomanes n'atteignent jamais un âge avancé; ils tombent promptement dans un état de cachexie profonde, et la déchéance physique suit de près la déchéance morale et intellectuelle. Quelques-uns meurent subitement par arrêt du cœur. D'autres succombent dans le cours d'une maladie intermittente, aggravée par la morphine; enfin, lorsque rien ne vient brusquer l'événement, ils s'éteignent dans le marasme. On peut, à l'autopsie, retrouver la morphine dans les organes; M. Ball y est parvenu.

La morphinomanie est, comme on le voit, un vice avec lequel il faut compter. Il en est encore à ses débuts, mais ses progrès sont rapides. Il s'est répandu dans l'Europe entière et il a traversé l'Atlantique. Cette dangereuse habitude n'est plus l'attribut exclusif de la bonne compagnie. Elle a franchi le seuil de l'antichambre et de l'atelier. On voit maintenant entrer dans les hôpitaux des domestiques et des ouvrières qui s'y adonnent depuis longtemps déjà.

Il faut couper le mal dans sa racine, et ce n'est pas aussi difficile que pour d'autres intoxications, parce que cela dépend complètement des médecins et des pharmaciens. Ce sont les premiers qui prescrivent le poison et ce sont les autres qui le délivrent.

Les médecins, aujourd'hui prévenus, doivent se tenir sur leurs gardes. Autant ils doivent se montrer coulants dans l'emploi des injections de morphine à l'égard des malheureux qui souffrent mort et misère et qui sont irrévocablement condamnés, comme les cancéreux par exemple, autant ils doivent se montrer circonspects à l'égard des névropathes dont la vie n'est pas en péril et pour lesquels la pente est glissante. Enfin, dans aucun cas, le médecin ne doit confier l'instrument ni au malade ni à ses proches. C'est, en somme, une petite opération chirurgicale et c'est lui qui doit la pratiquer.

Quant aux pharmaciens, leur rôle est encore plus facile. Ils n'ont qu'à se conformer à la loi du 21 germinal an XI, qui est encore en vigueur et qui leur fait défense de *délivrer ou de débiter des préparations médicinales ou drogues composées quelconques, sans l'ordonnance d'un docteur en médecine ou en chirurgie ou d'un officier de santé.*

IV

L'alcool est le plus dangereux des poisons auxquels l'homme s'abandonne. C'est celui dont le domaine géographique est le plus étendu et les ravages les plus désastreux; ce vice terrible règne avec la même puissance chez les peuples arrivés au plus haut degré de civilisation et chez les sauvages parmi lesquels ils l'ont implanté.

Il a sa part de responsabilité dans les égarements des sociétés passées, comme dans la plupart des crimes dont elles nous ont légué le souvenir.

L'alcool est, comme on le sait, un principe résultant de la fermentation des matières sucrées. C'est à lui que les boissons fermentées doivent leur propriété enivrante et c'est de ces liquides qu'on l'extrait par distillation.

Les boissons fermentées n'en renferment que de petites proportions et ne sont pas nuisibles. Lorsqu'elles sont de bonne qualité, elles sont même hygiéniques; elles conviennent aux enfants débiles, aux femmes lymphatiques, aux gens de cabinet, aux ouvriers qui font des travaux de force.

Le vin est de toutes ces boissons la plus répandue et la plus salutaire, lorsqu'il n'est pas falsifié. Nos vins de table contiennent de

10 à 12 pour 100 d'alcool; les effets de celui-ci sont atténués par d'autres principes, tels que les huiles essentielles et les éthers auxquels le vin doit son bouquet, les acides libres ou à l'état de sels, le tanin et les matières colorantes. Le vin, même pris en excès, n'a pas les inconvénients de l'alcool et de ses satellites. L'ivresse qu'il détermine est gaie, inoffensive; c'est l'ivresse gauloise que tous les poètes ont chantée et qui diffère de l'effrayant alcoolisme d'aujourd'hui, comme les nobles vins de la Bourgogne et du Bordelais diffèrent du poison qu'on extrait de la pomme de terre ou de la betterave.

La bière est également une boisson excellente, quand elle est bien préparée. Elle renferme de 4 à 6 p. 100 d'alcool. Elle calme bien la soif, éveille l'appétit et fournit à la nutrition deux fois plus de principes assimilables que le vin.

Le cidre, la moins répandue des trois, ne se consomme guère qu'en Bretagne et en Normandie. Il renferme de 3 à 9 p. 100 d'alcool, et comme il est fortement acide, il ne convient pas aux personnes dont l'estomac est susceptible.

Il est encore d'autres boissons dérivées de celles-là qui se consomment en France; mais ce n'est pas de ces liquides plutôt utiles que nuisibles que j'ai à vous entretenir. C'est de l'alcool lui-même et des liqueurs dont il forme la base. Leur usage est de date récente. Il ne remonte pas au delà du xiiie siècle; encore est-il demeuré, pendant longtemps, dans le domaine exclusif de la médecine; ce sont les Anglais qui l'en ont fait sortir, en 1581, en distribuant de l'eau-de-vie à leurs troupes qui guerroyaient dans les Pays-Bas. En France, la vente en fut réservée aux apothicaires jusqu'en 1678. A cette époque, l'eau-de-vie devint une marchandise vulgaire dont l'usage et l'abus se répandirent rapidement. C'était encore une boisson relativement inoffensive. On la retirait des vins de qualité inférieure, et la distillation laissait passer, avec l'alcool, quelques-uns des principes bienfaisants de ceux-ci. La quantité produite était du reste minime. Elle ne dépassait pas, il y a cent ans, 400,000 hectolitres.

Jusqu'en 1840, la presque totalité des alcools consommés en France provenait de la distillation des produits de la vigne; mais, à partir de cette époque, on commença à en retirer des grains et de la pomme de terre; plus tard, on eut recours à d'autres végétaux féculents ou sucrés, à la mélasse, et enfin, dans ces derniers temps, on s'est adressé au riz et au maïs. Cette industrie s'est perfectionnée et elle a pris une formidable extension. Elle va se développant sans cesse. Elle a doublé depuis douze ans et triplé depuis trente. Aujourd'hui la fabrication des alcools, en Europe et aux États-Unis, s'élève à près de 23 millions d'hectolitres par an. En France, la consommation constatée par l'administration des contributions indirectes, c'est-à-dire ayant payé l'impôt, a été, en 1885, de 1,444,342 hectolitres et a produit 238,333,000 francs de droits[1]. En y joignant la quantité qu'y ajoute la fraude et qui est à peu près égale si l'on s'en rapporte aux évaluations les plus modérées, on arrive à 2,500,000 hectolitres environ.

Nous sommes pourtant loin de marcher en tête. En ne tenant compte que des quantités officielles, c'est-à-dire soumises aux droits, l'alcool consommé dans les contrées du nord de l'Europe, par an et par tête, s'élève aux chiffres suivants :

	Litres.		Litres.
France	3,80	Belgique	8,56
Angleterre	6,06	Suède	10,34
Prusse	7,00	Russie	10,69
Suisse	7,50	Danemark	16,51
États-Unis	8,50		

Ces chiffres sont de nature à faire réfléchir. Ils signalent une

[1] Voir, pour les détails statistiques relatifs à l'alcool, le remarquable rapport fait au Sénat, au nom de la Commission d'enquête, sur la consommation de l'alcool en France, par Claude (des Vosges).

des plaies sociales les plus graves, un des dangers les plus sérieux qui menacent les sociétés modernes. Les alcools d'industrie ne sont pas seulement des produits enivrants, ce sont des poisons, et leur action nocive est en rapport avec leur origine et leur degré d'impureté. Ils renferment tous, indépendamment de l'alcool *éthylique* qui est le moins dangereux, des alcools dits *supérieurs*, en raison de leur poids moléculaire. Ce sont les alcools *propylique, butylique, isobutylique, amylique;* ils contiennent de plus du furfurol et d'autres produits toxiques encore mal déterminés.

On est parvenu, à l'aide des distillations fractionnées, à leur enlever leurs *mauvais goûts*, à les débarrasser d'une partie de leurs principes toxiques; mais il en reste encore assez pour expliquer les accidents formidables qu'on observe chez ceux qui en font abus. On pourrait, à l'aide de rectifications encore plus soignées, arriver à les purifier complètement. On obtient l'alcool *éthylique* presque pur, en se servant du riz et du maïs et en n'employant que des ferments de premier choix; mais ces procédés coûtent trop cher pour prévaloir dans le commerce, et d'ailleurs l'alcool éthylique n'est pas inoffensif comme on l'a dit. Il est moins toxique et voilà tout.

L'eau-de-vie ordinaire, celle qu'on boit partout, est composée de 42 à 48 parties d'alcool qu'on débarrasse de ses *mauvais goûts de tête et de queue,* mais qui contient encore des alcools *supérieurs,* de 58 à 52 parties d'eau et d'une matière colorante. Elle est moins nuisible que les liqueurs fabriquées qui sont faites avec de l'alcool mauvais goût et un parfum quelconque[1].

Les vins eux-mêmes sont vinés avec des alcools de mauvaise qualité; il en est qui renferment du plâtre, d'autres sont colorés avec

---

[1] Le bouquet du rhum s'obtient avec le méthylal ou lactate de méthyle; celui du kirch, avec de la nitro-benzine; les bouquets fins se fabriquent avec de l'aldéhyde benzoïque, de l'essence d'amandes amères ou du cyanure de méthyle. L'huile essentielle de vin est une composition allemande dans laquelle entre une foule de produits encore plus suspects.

de la fuschine, d'autres enfin contiennent du salicylate de soude pour les empêcher de fermenter. Ces boissons véritablement toxiques sont entrées en France par quantités énormes en franchissant les Alpes et les Pyrénées depuis que le phylloxera a ruiné nos vignes[1].

Il est inutile de dépeindre les désordres que l'usage et surtout l'abus de pareilles boissons peuvent produire sur la constitution de ceux qui en font usage. Je n'ai du reste ni le temps ni le désir de tracer le tableau médical de l'alcoolisme. L'heure me presse ; je suis forcé d'abréger et de terminer par quelques chiffres, qui en disent plus haut que tous les raisonnements.

L'aliénation mentale, le suicide et les crimes augmentent exactement dans la même proportion que la consommation de l'alcool.

La proportion des fous alcooliques était autrefois de 10.41 p. 100 dans les asiles, elle dépasse 16 p. 100 aujourd'hui. Le suicide suit la même progression que la folie, dont il est le satellite et souvent la conséquence. Alcoolisme, folie, suicide, sont trois fléaux qui marchent de front dans les sociétés modernes, et il y a des écarts énormes d'un peuple à l'autre. Les races du Nord comptent trois fois plus de suicides que celles du Midi et boivent beaucoup plus d'alcool. Quelques chiffres empruntés aux derniers travaux de M. Jacques Bertillon vont rendre ces vérités plus saisissantes.

La Saxe compte par an 392 suicides pour un million d'habitants. Le Danemark, pour le même nombre, enregistre chaque année 251 morts volontaires, la Suisse 239, la France 180, l'Angleterre 175 et l'Espagne, pays sobre par excellence, 30 seulement. Il n'y a qu'un pays en Europe où la consommation de l'alcool décroisse, c'est la Norvège, et c'est aussi le seul où le nombre des suicides diminue.

En Allemagne, les crimes causés par l'alcool figurent, dans le

---

[1] En 1880, notre production en vin a été de 33,915,679 hectolitres, et l'excédent de l'importation sur l'exportation de 4,732,993 hectolitres.

total, pour 6o p. 1oo! En Angleterre, pour 42. Dans ce dernier pays, on estime que sur 1oo malades il y a 14 alcooliques; c'est la même proportion en Autriche. La France est plus favorisée comme résultat général, parce qu'il n'y a qu'une partie de sa population qui fasse usage de ce dangereux liquide. Les populations du Midi sont sobres. Dans les pays aimés du soleil, qui produisent la vigne et son généreux liquide, on laisse les esprits d'industrie aux peuples déshérités chez lesquels le raisin ne mûrit pas. Les cartes de Lunier et de Claude (des Vosges) sont très démonstratives. Les départements sont teintés en rouge d'autant plus foncé qu'on y consomme plus d'alcool. Ceux du Nord sont du rouge le plus vif; la teinte décroît et s'efface en marchant vers le Sud. Une ligne droite, partant de l'embouchure de la Loire pour atteindre le ballon d'Alsace, établit la démarcation entre les deux zones.

Malgré cette cause d'atténuation, le nombre des aliénés que l'alcool amène dans les asiles a quintuplé depuis vingt ans. Il était de 338 en 1865, et de 1,732 en 1885. Sur 1oo fous, on ne comptait en 1865 que 9.79 alcooliques; on en compte 16.03 aujourd'hui. Les morts accidentelles, les suicides, les crimes, suivent la même proportion.

On le voit, l'alcool peuple les bagnes, les asiles et les hôpitaux; il ruine, déshonore et avilit les familles; l'hérédité prépare de jeunes recrues pour l'armée du vice et pour celle du crime. Voyons maintenant ce qu'il coûte aux finances des nations.

Le ministre des affaires étrangères aux États-Unis disait, il y a quelques années, dans une assemblée à Washington : «Depuis dix ans, l'alcool a coûté à l'Amérique une dépense directe de 3 milliards. Il a détruit 3oo,ooo individus; il a envoyé 1oo,ooo enfants dans les établissements de charité, 15o,ooo condamnés dans les prisons, 1o,ooo aliénés dans les asiles; il a causé 1,5oo assassinats, 2,ooo suicides, fait 2oo,ooo veuves et 1 million d'orphelins. »

En Angleterre, on estime que l'alcool coûte 2,922,13o,o75 fr.

à la nation. Je ne puis m'expliquer ce chiffre véritablement exagéré qu'en supposant qu'il comprend non seulement la valeur de l'alcool lui-même, mais encore celui des droits, qui est très élevé (477 francs par hectolitre).

J'ai fait le même calcul pour la France; mais je l'ai serré de plus près. J'y ai compris toutes les dépenses occasionnées par l'alcoolisme, en me tenant toujours un peu au-dessous de la vérité, et j'ai établi son budget de la manière suivante :

Valeur de l'alcool consommé (sans les droits)....	128,298,384^f
Journées de travail perdues................	1,340,147,500
Frais de traitement et de chômage............	70,842,000
Frais occasionnés par les aliénés............	2,652,912
Suicides et morts accidentelles.............	1,922,000
Frais de répression pour les crimes..........	8,894,500
Total[1].............	1,555,757,296

Ainsi, indépendamment de la dégradation et de la honte, comme supplément aux douleurs des familles, comme surcroît à l'atteinte portée à la race et aux forces vives du pays, l'alcool lui coûte encore plus d'un milliard et demi par an. Un pareil chiffre ne comporte ni réflexions ni commentaires. Il est terrifiant.

Il me resterait encore à vous rendre compte des efforts qui ont été faits en Europe, depuis vingt ans, pour combattre ce fléau; mais le temps me fait absolument défaut. J'aurais eu du plaisir à vous faire l'historique des sociétés de tempérance et des résultats qu'elles ont obtenus. Vous pouvez, du reste, en voir un spécimen dans l'exposition de la *Société de la Croix bleue* de Genève, qui fait partie de la XIIIᵉ section de l'*Économie sociale*.

J'aurais voulu pouvoir exposer devant vous les mesures fiscales, législatives et pénales que les différents pays ont adoptées pour se préserver, en appréciant leurs principes et leurs conséquences;

[1] Pour le détail et la justification de ces calculs, voir Jules Rochard, *Traité d'hygiène sociale*, Paris, 1888, p. 682.

mais l'heure assignée à cette conférence va finir, et je dois me borner à vous exposer, sans les justifier, les conclusions auxquelles l'étude de cette question m'a conduit. Les meilleurs remèdes contre l'alcoolisme sont les suivants :

1° Répandre l'instruction dans les masses, pour en élever le niveau moral et y faire entrer le bien-être;

2° Encourager les sociétés de tempérance, les conférences et les publications qui peuvent éclairer l'opinion;

3° Élever les droits sur l'alcool et dégrever les boissons fermentées;

4° Appliquer rigoureusement les lois sur l'ivresse; prononcer la fermeture *définitive* des cabarets dans les conditions prévues par la loi de 1873 et rétablir l'autorisation préalable, avec les garanties sérieuses de moralité imposées par le décret du 29 décembre 1850, que la loi du 17 juillet 1880 a si fâcheusement abrogées.

Parmi ces moyens, les premiers ne peuvent être que l'œuvre du temps et des progrès de la civilisation; les autres sont du domaine législatif et sont immédiatement applicables; mais elles ont contre elles tous les intérêts que l'alcool met en jeu, et c'est une puissance bien redoutable à notre époque. Les distillateurs et les négociants en spiritueux ont des appuis solides dans les sphères gouvernementales. Les marchands de vin tiennent les débitants dans leurs mains, parce qu'ils les commanditent ou qu'ils leur font des avances, et les débitants ont une influence considérable sur les électeurs. Tout ce monde est à la dévotion de l'alcool : les uns parce qu'ils en vivent et les autres parce qu'ils en meurent. Lorsque la nation est appelée à choisir ses représentants, l'alcool est le grand électeur impartial qui coule pour tous les partis. Il a la parole dans toutes les réunions publiques; il élève sa voix dans toutes les émeutes, et dans les guerres civiles, c'est lui qui souffle sa furie.

Avec un pareil adversaire, la lutte n'est pas égale et le moment de l'entamer n'est pas propice; mais c'est une question de temps.

On se fatiguera à la longue des méfaits des alcooliques, et je ne serais pas surpris de voir, dans quelques années, l'opinion publique triompher de la tyrannie que nous imposent aujourd'hui les gens qui fabriquent l'alcool, ceux qui le vendent et ceux qui le boivent. Je suis de ceux qui ne désespèrent jamais de l'avenir.